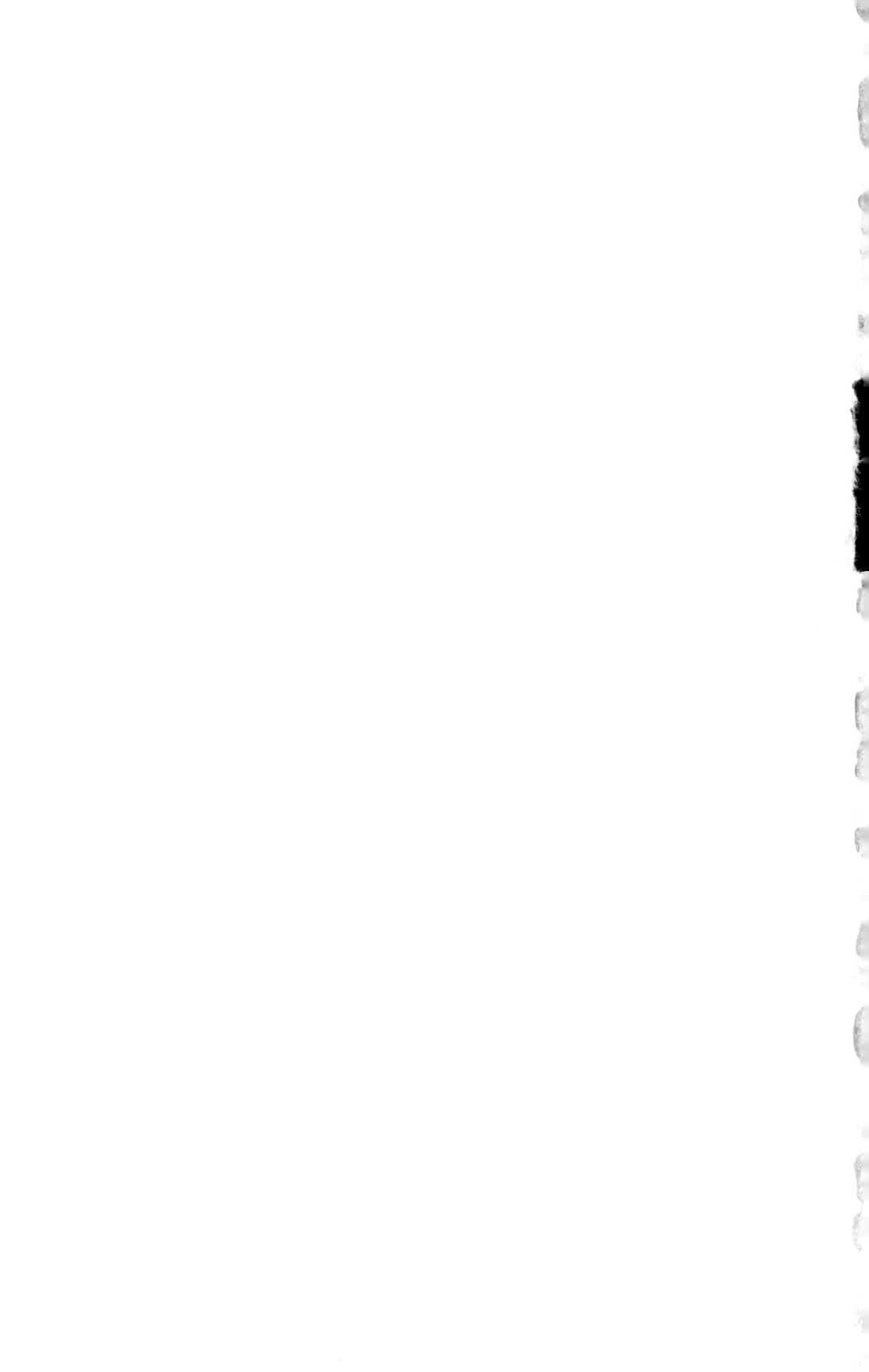

8ᵒ Te 149/71

T.3764.
Cg.

FORMULAIRE

POUR

LA PRÉPARATION ET L'EMPLOI

DE PLUSIEURS

NOUVEAUX MÉDICAMENS.

FORMULAIRE

POUR

LA PRÉPARATION ET L'EMPLOI

DE PLUSIEURS

NOUVEAUX MÉDICAMENS,

TELS QUE LA NOIX VOMIQUE, LA MORPHINE, L'ACIDE
PRUSSIQUE, LA STRYCHNINE, LA VÉRATRINE, LES
ALCALIS DES QUINQUINAS, L'IODE, etc., etc.

PAR F. MAGENDIE,

Membre de l'Académie royale de médecine, Médecin du Bureau central
d'admission aux hôpitaux et hospices civils de Paris, etc., etc.

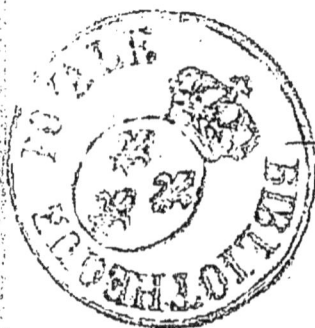

A PARIS,

CHEZ MÉQUIGNON-MARVIS, LIBRAIRE
POUR LA PARTIE DE MÉDECINE,
RUE DE L'ÉCOLE DE MÉDECINE, N° 3.

1821.

Malgré l'opposition des médecins du dix-septième siècle, malgré le fameux arrêt du Parlement qui proscrivit l'émétique, en dépit même des sarcasmes spirituels de Guy Patin, l'utilité des préparations antimoniales est depuis long-temps reconnue. Pour cette fois du moins le préjugé s'est soumis à l'évidence.

Il en sera de même, je l'espère, des substances nouvelles que la chimie et la physiologie nous signalent de concert, comme de précieux médicamens ; la répugnance que beaucoup de praticiens éclairés éprouvent à s'en servir, disparaîtra bientôt devant les résultats de l'expérience, qui en font chaque jour apprécier les avantages.

Parmi les causes qui ont retardé les progrès de la matière médicale, il faut compter l'impossibilité où l'on était d'isoler, par l'analyse chimique, les divers élémens qui composent les médicamens. Mais quand bien même on aurait pu , comme aujourd'hui, faire cette analyse, la croyance où l'on était, et où beaucoup de personnes sont encore que les médicamens agissent tout autrement sur l'homme que sur les animaux, aurait empêché de reconnaître les propriétés de chacun de leurs principes. Rien n'est plus faux cependant que cette croyance : dix ans d'expériences de tous genres, soit dans mon laboratoire, soit au lit du malade, me permettent d'affirmer *que la manière d'agir des médicamens et des poisons, est la même sur l'homme et sur les animaux*. Ma certitude est telle à cet égard que je n'hésite point à essayer sur moi-même les substances que j'ai reconnues innocentes sur les animaux. Je ne conseillerais à personne de faire l'expérience en sens inverse.

C'est en suivant cette marche que je suis parvenu à déterminer les propriétés physiologiques et les vertus médicinales de la plupart des substances réunies dans ce formulaire.

Déjà assez nombreuses, ces substances agissent à faible dose, elles ne sont mêlées à aucun principe qui en masque ou en empêche l'action; leurs effets sont tranchés et on ne peut les méconnaître, car ils ont été étudiés avec soin, sur les animaux et sur l'homme sain ou malade. Leurs propriétés chimiques étant connues et le procédé qui les crée parfaitement déterminé, on n'a point à craindre de variation dans leur force ou dans leur manière d'agir: enfin chacune d'elles nous présente un médicament dans sa plus grande simplicité, mais aussi dans sa plus grande énergie.

Le temps seul, sans doute, prononcera définitivement sur les avantages ou les inconvéniens de ces nouveaux médicamens; mais dans tous les cas, j'ai cru faire une chose utile en mettant les pharmaciens à même de les préparer sans recourir aux traités généraux de chimie ou de pharmacie, et en donnant aux médecins la facilité de les soumettre à leur expérience personnelle, la seule qui soit réellement profitable.

FORMULAIRE

POUR

LA PRÉPARATION ET L'EMPLOI

DE PLUSIEURS

NOUVEAUX MÉDICAMENS.

RÉSINE DE NOIX VOMIQUE.

En 1809, je présentai à la première classe de l'Institut de France un travail expérimental qui m'avait conduit à un résultat remarquable ; savoir , qu'une famille entière de végétaux (les strychnos amers) a la propriété singulière d'exciter fortement la moelle épinière sans intéresser , autrement que d'une manière indirecte, les fonctions du cerveau. En terminant mon Mémoire , j'annonçais que ce résultat pourrait s'appliquer avec avantage au traitement des maladies (1).

---

(1) « La médecine retirera peut-être de grands avan-
»tages de la connaissance d'une substance dont la vertu est

Cette assertion, alors conjecturale, est depuis plusieurs années entièrement confirmée par de nombreuses expériences faites au lit du malade. M. le docteur Fouquier a publié il y a quelque temps plusieurs observations de guérison de paralysie par la noix vomique ; j'avais moi-même fait des tentatives et obtenu des succès semblables avant de savoir que mon confrère s'occupait des mêmes recherches, et j'ai vu avec plaisir que j'étais prévenu dans la publication par un médecin généralement estimé.

Toutefois cette circonstance n'a point ralenti mes recherches. J'ai obtenu de très-bons résultats de l'emploi de l'extrait alcoholique de noix vomique, non-seulement dans les paraly-

» d'agir spécialement sur la moelle épinière ; car on sait que » beaucoup de maladies très-graves ont leur siége dans cette » partie du système nerveux. Mais l'upas n'existe pas dans » le commerce, et quand bien même l'expérience apprendrait que ce végétal est un *médicament précieux*, comment » parvenir à se le procurer ? nous devions tenter de nouvelles » expériences dans la vue de trouver une substance dont les » effets seraient analogues à ceux de l'upas. »

C'est dans ces expériences que nous avons, M. Delille et moi, trouvé les propriétés de la noix vomique et de la fève Saint-Ignace, et proposé l'emploi médical de la résine de noix vomique. Voyez *Examen de l'action de quelques végétaux sur la moelle épinière*, lu à l'Institut le 24 avril 1809 par M. Magendie, docteur médecin, aide d'anatomie à la Faculté de médecine de Paris, 1809.

sies partielles ou générales, mais aussi dans plusieurs autres genres d'affaiblissemens généraux ou locaux de l'économie.

PRÉPARATION DE L'EXTRAIT ALCOHOLIQUE DE NOIX VOMIQUE.

On prend une quantité déterminée de noix vomique râpée, on l'épuise par de l'alcohol à 40°, renouvelé jusqu'à ce qu'il n'enlève plus rien à la râpure, puis on évapore lentement jusqu'à consistance d'extrait.

On peut employer un alcohol beaucoup plus faible, mais alors on obtient une matière bien moins active.

Extrait alcoholique sec de noix vomique.

Reprenez par l'eau à l'extrait alcoholique de noix vomique, fait avec de l'alcohol à 36°. Filtrez et évaporez sur des assiettes comme pour l'extrait sec de quinquina.

PROPRIÉTÉS PHYSIOLOGIQUES.

Un grain de cet extrait absorbé dans un point quelconque du corps ou mêlé aux alimens, cause promptement la mort d'un chien assez gros, en produisant des accès de tétanos qui, en se prolongeant, s'opposent à la respiration jusqu'au point de produire l'asphyxie complète.

Quand on touche l'animal soumis à l'action

de cette substance, il éprouve une secousse
semblable à une forte commotion électrique.
Cet effet se reproduit chaque fois qu'on renou-
velle le contact.

La section de la moelle épinière derrière l'oc-
cipital et même la décollation complète, n'empêche point les effets de la substance d'avoir
lieu et même de continuer quelque temps. Ce
caractère distingue l'action de l'extrait alcoholique des strychnos, de celle de toutes les autres
substances excitantes, connues jusqu'à présent.

Après la mort on ne trouve aucune lésion de
tissu, qui puisse indiquer la cause qui l'a produite.

ACTION DE L'EXTRAIT ALCOHOLIQUE DE NOIX VOMIQUE SUR L'HOMME SAIN.

L'action de l'extrait alcoholique de noix vomique sur l'homme sain, est identiquement semblable à celle que nous venons de décrire, et si
la dose est portée assez haut, la mort arrive
promptement avec les mêmes symptômes. Le
cadavre n'offre de même aucune lésion de tissu
apparente; on n'y observe que les traces de l'asphyxie qui a produit la mort : j'ai pu m'en
assurer sur une femme, à la suite d'un empoi-
sonnement.

ACTION SUR L'HOMME MALADE.

Sur l'homme affecté de paralysie les effets sont encore semblables à ceux qui viennent d'être décrits ; mais ils ont ceci de très-remarquable, qu'ils se manifestent particulièrement sur les parties paralysées. C'est là que se passent les secousses tétaniques ; c'est là qu'un sentiment de fourmillement annonce l'action du médicament ; enfin, c'est là qu'il se développe une sueur locale qu'on n'observe point ailleurs. Dans les hémiplégiques soumis à l'action de la noix vomique, le contraste entre les deux moitiés du corps est frappant : tandis que le côté sain est paisible, le côté malade éprouve une agitation extrême, les secousses tétaniques se succèdent rapidement, une sueur abondante se manifeste. J'ai vu sur une femme, le côté affecté se couvrir d'une éruption singulière, le côté opposé n'en offrait pas la moindre trace. La langue elle-même présente cette différence entre ses deux moitiés, l'une fait souvent ressentir une saveur amère très-prononcée, tandis que l'autre n'offre rien de semblable.

Si la dose est portée plus loin, les deux côtés du corps participent, mais inégalement, à l'effet tétanique, jusqu'au point que le malade est quelque fois lancé hors de son lit, tant les accès tétaniques ont d'intensité.

A dose très-faible l'extrait alcoholique de noix vomique, n'a, comme beaucoup de médicamens, aucun effet que l'on puisse reconnaître; ce n'est qu'après un certain nombre de jours que ses effets avantageux ou nuisibles peuvent être appréciés.

CAS DANS LESQUELS ON PEUT EMPLOYER L'EXTRAIT ALCOHOLIQUE DE NOIX VOMIQUE.

Ce sont toutes les maladies avec affaiblissement, soit local, soit général; les paralysies de tous genres, générales ou partielles. M. Edwards a guéri par la noix vomique une amaurose avec paralysie de la paupière supérieure. J'ai vu de très-bons effets de la même substance dans des affaiblissemens marqués des organes génitaux, des incontinences d'urine, etc. J'ai employé aussi la résine de noix vomique pour des estomacs paresseux, et des débilités extrêmes avec tendance irrésistible au repos.

MODE D'EMPLOI DE LA RÉSINE DE NOIX VOMIQUE.

La forme préférable pour donner l'extrait alcoholique de noix vomique est celle de pilules, si l'on veut obtenir des secousses, c'est-à-dire l'effet apparent. Chaque pilule doit être d'un grain d'extrait; on commence par un ou deux, on augmente chaque jour jusqu'à ce qu'on arrive à l'effet désiré; alors on s'arrête pour éviter les accidens. Il vaut mieux donner les pilules le soir, parce que la nuit est plus propre à observer les phénomènes qu'on veut produire.

Quelquefois la dose a dû être élevée jusqu'à 24 à 30 grains par jour pour obtenir les secousses tétaniques, mais le plus souvent 4 à 6 grains suffisent.

Si quelque raison a fait interrompre l'usage du remède pendant plusieurs jours, il faut reprendre les faibles doses et n'arriver encore que peu à peu aux doses plus fortes.

Quand il s'agit de produire les effets lents de la substance, un grain, un demi-grain par jour est une quantité qui suffit. On peut aussi se servir de teinture dont voici la formule.

Teinture de noix vomique.

Alcohol à 36°. . . . . 1 once.
Extrait sec de noix vomique. . . . . 3 grains.

Cette teinture s'administre par gouttes dans des potions ou des boissons, dans les mêmes circonstances que l'extrait alcoholique en substance.

STRYCHNINE.

L'extrait alcoh lique de noix vomique, la noix vomique en substance, la fève Saint-Ignace, le fameux poison de Java, doivent leur grande activité sur l'homme et les animaux à ce qu'il existe, parmi leurs élémens, un alcali végétal particulier, récemment découvert par MM. Pelletier et Caventou. Je m'en suis assuré par des expériences directes (1).

PRÉPARATION DE LA STRYCHNINE.

On fait un extrait alcoholique de noix vomique, on le dissout dans l'eau, on ajoute à la solution du sous-acétate de plomb liquide, jusqu'à ce qu'il ne se fasse plus de précipité. Les matières étrangères sont aussi précipitées. La strychnine reste en dissolution avec une portion de matière colorante et quelquefois un excès d'acétate de plomb. On sépare le plomb par l'hydrogène sulfuré, on filtre et on fait bouillir avec de la magnésie qui s'empare de l'acide

(1) Annales de chimie, etc. tom. 10, pag. 176, 1819.

acétique et précipite la strychnine. On la lave avec de l'eau froide , on la redissout dans l'alcohol pour la séparer de la magnésie ajoutée en excès, et par l'évaporation de l'alcohol, on l'obtient à l'état de pureté. Si elle n'était pas encore parfaitement blanche , il faudrait la redissoudre dans de l'acide acétique ou hydrochlorique et la précipiter de nouveau par la magnésie.

La strychnine obtenue par cristallisation dans une solution alcoholique étendue d'une petite quantité d'eau et abandonnée à elle-même , se présente sous forme de cristaux microscopiques reconnus pour des prismes à quatre pans , terminés par des pyramides à quatre faces surbaissées. Cristallisée rapidement elle est blanche et grenue , sa saveur est d'une amertume insupportable ; son arrière-goût fait éprouver une sensation qu'on peut comparer à celle que produisent certains sels métalliques ; son odeur est nulle. Exposée au contact de l'air , elle n'éprouve aucune altération. Elle n'est ni fusible ni volatile , car soumise à l'action du calorique elle ne se fond qu'au moment où elle se décompose et se charbonne. Le degré de chaleur auquel sa décomposition a lieu est même inférieur à celui auquel se détruisent la plupart des matières végétales. Chauffée à feu nu elle se boursoufle, noircit, donne de l'huile empyreumatique, un peu d'eau et d'acide acétique, du gaz acide carbonique et hydrogène carboné. Distillée avec le deutoxide de cuivre, elle fournit beaucoup d'acide carbonique et ne donne que des traces d'azote. Elle est donc composée d'oxigène, d'hydrogène et de carbone, l'azote ne paraît pas faire partie de ses élémens. Malgré sa saveur des plus fortes, la strychnine est presque insoluble dans l'eau. 100 grammes d'eau à la température de 10°, n'en dissolvent que o gr., o15; elle demande donc 6667 parties d'eau pour se dissoudre à cette température; l'eau bouillante en dissout un peu plus du double, 100 grammes d'eau bouillante en ont dissous o gr., o4 : elle est donc soluble dans 2500 parties d'eau bouillante. Une chose remarquable est qu'une solution de strychnine faite à froid et par conséquent n'en contenant pas $\frac{1}{4000}$ de son poids, peut être étendue de 100 fois son volume d'eau et conserver encore une saveur amère très-marquée. Enfin, le caractère principal de la strychnine consiste dans la propriété qu'elle a de former des sels neutres en s'unissant aux acides.

ACTION DE LA STRYCHNINE SUR L'HOMME ET LES ANIMAUX.

Le mode d'action de la strychnine sur l'homme et les animaux, est entièrement semblable à celui de l'extrait alcoholique de noix vomique, seulement il est beaucoup plus énergique. Un huitième de grain suffit pour tuer un chien de forte taille ; sur l'homme sain un quart de grain a souvent des effets très-prononcés.

CAS DANS LESQUELS ON DOIT EMPLOYER LA STRYCHNINE.

Les cas qui réclament l'emploi de la strychnine sont les mêmes que ceux que nous avons indiqués pour la résine de noix vomique. On pourrait même ne pas recourir à la strychnine si les extraits de noix vomique étaient toujours faits de la même manière et s'ils n'étaient pas sujets à varier d'énergie suivant la manière dont ils sont préparés.

Je pense donc qu'il est préférable de les remplacer le plus souvent par la strychnine à raison de ses propriétés constantes et de l'uniformité de son action.

MODE D'EMPLOI DE LA STRYCHNINE.

On fera faire des pilules contenant $\frac{1}{12}$ ou $\frac{1}{8}$ de grain de la substance. La formule suivante pourrait être suivie.

Pilules de strychnine.

℞ Strychnine bien pure. . . . . 2 grains.
    Conserve de rose. . . . . $\frac{1}{2}$ gros.
Mêlez exactement et faites 24 pilules bien égales et argentées afin d'éviter qu'elles ne se collent les unes aux autres.

Teinture de strychnine.

℞ Alcohol à 36°. . . . . 1 once.
    Strychnine. . . . . 3 grains.
Cette teinture s'emploie par gouttes, de 6 à 24, dans des potions ou des boissons.

MORPHINE ET SELS DE MORPHINE.

RIEN ne montre mieux l'imperfection de a science des médicamens, nommée si singulièrement *matière médicale*, que l'histoire de l'opium ; tour à tour proscrit comme éminemment nuisible, ou vanté comme une panacée, celui-ci veut qu'il calme et procure le sommeil, celui-là *jure* qu'il est toujours excitant ; moins exclusif, cet autre y distingue des propriétés stupéfiantes, soporifiques, narcotiques, âcres, calmantes, etc. Partant de cette dernière donnée les chimistes du siècle dernier ont cherché à trouver dans des principes différens, les diverses propriétés de l'opium. D'autre part les médecins les plus célèbres n'ont pas dédaigné d'attacher leurs noms à quelques préparations opiacées, qu'ils regardaient comme bien préférables à toute autre. Mais où sont les faits sur lesquels repose la renommée du laudanum de Sydenhnam, des gouttes de Rousseau, des teintures d'opium, des sirops de diacode, des extraits résineux, aqueux, etc., etc. ? Sur quels motifs un praticien emploie-t-il toujours telles de ces préparations, tandis qu'il exclut toutes les autres?

Les sciences se tiennent et s'aident mutuellement : il aurait été impossible de sortir de ces incertitudes sans le perfectionnement récent de l'analyse chimique végétale et sans les heureuses applications qui en ont été faites à l'opium.

Il résulte des travaux des chimistes à cet égard, et particulièrement des recherches de MM. Derosnes, Sertuerner et Robiquet, que l'opium est composé : 1° D'une huile fixe ; 2° d'une matière analogue au caoutchouc ; 3° d'une substance végéto-animale qui n'a pas encore été étudiée ; 4° de mucilage ; 5° de fécule ; 6° de résine ; 7° de débris de fibres végétales ; 8° de narcotine ; 9° d'acide méconique ; 10° de l'acide découvert par M. Robiquet ; 11° de la morphine qui seule doit nous occuper ici.

PRÉPARATION DE LA MORPHINE.

Pour l'obtenir, M. Robiquet emploie la méthode suivante : Il fait bouillir une dissolution très-concentrée d'opium avec une petite quantité de magnésie (10 grains par livre d'opium). Il soutient l'ébullition pendant un quart d'heure. Il se forme un dépôt grisâtre assez abondant

qu'il filtre et lave à l'eau froide. Il traite le précipité bien séché par l'alcohol faible qu'il laisse
quelque temps macérer à chaud sans porter à
l'ébullition. Il enlève ainsi très-peu de morphine et beaucoup de matière colorante. Il filtre et lave avec un peu d'alcohol froid. Le dépôt
est ensuite repris par une plus grande quantité
d'alcohol rectifié, qu'il pousse jusqu'à l'ébullition bien soutenue. Il filtre de nouveau la liqueur encore bouillante, et par le refroidissement il obtient la morphine, qu'il dépouille de
la matière colorante par plusieurs cristallisa-
tions.

M. Thompson a publié (Annal of Phyloso-
phy. Juny 1820) la composition élémentaire de
la morphine. Il a fait connaître en même temps
une méthode qui lui paraît facile pour se procurer cette base à l'état de pureté. Il précipite
une infusion forte d'opium par l'ammoniaque
caustique, sépare au moyen du filtre le précipité blanc-brunâtre qui se forme, évapore l'infusion au sixième de son volume et y mêle une
nouvelle quantité d'ammoniaque, il obtient par-
là un nouveau précipité de morphine pure. Il
laisse se former le dépôt qu'il reçoit sur un filtre
et le lave à l'eau froide. Lorsqu'il est bien
égoutté, il l'asperge avec un peu d'alcohol et
laisse passer le liquide alcoholique à travers le

filtre. Ce fluide enlève une grande partie de la matière colorante, et aussi un peu de morphine. Il dissout ensuite la morphine dans l'acide acétique, et afin de décolorer la dissolution, il la traite avec un peu de noir d'ivoire. Ce mélange est fréquemment agité pendant 24 heures et il est ensuite jeté sur un filtre. Le liquide passe dans le vase tout-à-fait décoloré; il le traite alors par l'ammoniaque, et la morphine se dissout sous la forme d'une poudre blanche. Si alors on dissout cette base dans l'alcohol et qu'on laisse évaporer spontanément la dissolution, la morphine-cristallise sous forme de beaux cristaux réguliers. Ces cristaux sont d'un blanc parfait, d'une transparence légèrement opaline, tout-à-fait privés d'odeur, mais d'une saveur très-amère et représentent des prismes rectangulaires à quatre pans.

ACTION DE LA MORPHINE SUR L'HOMME ET LES ANIMAUX.

La morphine pure étant peu soluble ne laisse pas apercevoir facilement qu'elle forme exclusivement la partie narcotique de l'opium. Cependant aujourd'hui il ne reste aucun doute à cet égard; des expériences directes me l'ont souvent démontré. Si par exemple, on se sert d'une dissolution de morphine dans l'huile, on obtient des effets narcotiques très-tranchés même à une faible dose, telle qu'un quart ou un demi-grain; mais c'est surtout quand la morphine est combinée aux acides, qu'elle manifeste ses effets narcotiques, probablement parce que les sels de morphine sont beaucoup plus solubles que la morphine elle-même.

Il y a aujourd'hui près de trois ans que j'ai employé pour la première fois, l'acétate, le sulfate et l'hydrochlorate de morphine comme médicament. J'ai reconnu que ces sels jouissent de tous les avantages que l'on désire trouver dans l'opium, sans en avoir les inconvéniens (1). Mes premiers essais m'ayant montré l'hydrochlorate comme moins avantageux que l'acétate et le sulfate, je n'ai pas continué mes recherches sur ce sel, peut-être serait-il bon de les reprendre.

PRÉPARATION DE L'ACÉTATE DE MORPHINE.

On forme ce sel en combinant directement dans une capsule l'acide acétique et la morphine, et en faisant ensuite cristalliser.

(1) Voyez le *Nouveau Journal de médecine*, Paris, 1818.

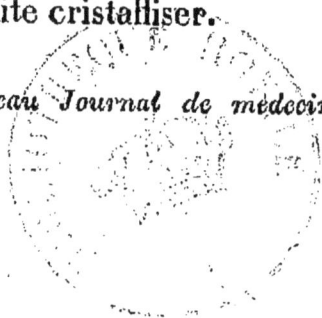

PRÉPARATION DU SULFATE DE MORPHINE.

Cette préparation est la même que la précédente, seulement on se sert de l'acide sulfurique.

EMPLOI DES SELS DE MORPHINE.

J'ai cherché dans les préparations officinales des sels de morphine, à me rapprocher autant que possible des préparations d'opium les plus usitées ; et j'ai d'abord fait composer un sirop de morphine d'après la formule suivante :

Sirop de morphine.

24 Sirop de sucre parfaitement clarifié. . . . 1 livre.
         Acétate de morphine. . . . . 4 grains.
F. S. L. Un sirop qui peut remplacer le sirop de diacode avec d'autant plus d'avantage, que la préparation de celui-ci est pour ainsi dire arbitraire.

Le sirop de morphine est aujourd'hui généralement employé à Paris.

Sirop de sulfate de morphine.

24 Sirop de sucre parfaitement clarifié. . . 1 livre.
         Sulfate de morphine. . . . . 4 grains.
F. un sirop.

La dose est la même que celle du sirop de morphine.

J'emploie ce sirop quand les malades sont accoutumés à l'action du sirop d'acétate. En général, en variant les sels des alcalis médicamenteux, on soutient très-long-temps, et sans accroître trop la dose, leur action sur l'économie animale.

Gouttes calmantes

Propres à remplacer le laudanum liquide, les gouttes de Rousseau, la teinture d'opium, etc.

℞ Acétate de morphine. . . . . 16 grains.
    Eau distillée. . . . . 1 once.
Acide acétique 3 ou 4 gouttes, alcohol 1 gros, afin de maintenir le sel dissous.

La dose de ces gouttes est de 6 à 24.

Les gouttes calmantes peuvent être faites en employant le sulfate de morphine au lieu de l'acétate.

D'ailleurs l'acétate et le sulfate s'emploient en pilules, en opiat, en potion, en julep, à la dose d'un quart de grain à 1 grain.

NARCOTINE ,

OU

MATIÈRE DE DEROSNES.

———

Les recherches que j'ai faites sur cette matière
ne me conduisent point à la regarder comme
un médicament : j'en ferai pourtant ici, en
quelques mots , l'histoire physiologique , seulement parce qu'elle est un des principes im-
médiats de l'opium , et qu'il a régné et qu'il
règne encore beaucoup d'incertitude à son
sujet.

Donnée à faible dose (1 grain) et dissoute
dans l'huile , la narcotine produit sur les chiens
un état de stupeur que les personnes, peu habi-
tuées aux expériences , peuvent aisément confondre avec le sommeil ; cependant cet état en
diffère évidemment. Les yeux sont ouverts , la
respiration n'est pas profonde comme dans le
sommeil, et il est impossible de faire sortir l'a-
nimal de son état morne et immobile. La mort
arrive ordinairement dans les 24 heures.

Combinée avec l'acide acétique, les effets sont entièrement différens : les animaux peuvent en supporter de fortes doses (24 grains) sans périr, et tant qu'ils sont sous l'influence de cette matière ils sont agités de mouvemens convulsifs semblables à ceux que produit le camphre ; ce sont les mêmes signes d'effroi, les mêmes mouvemens en arrière, la même impossibilité de se porter en avant, enfin la même écume à la gueule et la même agitation des mâchoires, etc.

J'ai réuni l'action de la morphine avec celle de la narcotine, et j'ai vu que les deux genres différens d'effets de ces substances pouvaient avoir lieu à la fois sur le même animal.

J'ai mis, par exemple, dans la plèvre d'un chien, une dissolution d'un grain de morphine et d'un grain de narcotine. L'animal n'a pas tardé à présenter la somnolence et même par instant le véritable sommeil, que produit la morphine ; mais en même temps les effets stimulans de la narcotine étaient évidens et semblaient lutter d'une façon fort singulière et très-remarquable avec les effets de la morphine ; cette espèce de combat dura plus d'une demi-heure, mais enfin l'animal s'endormit profondément, probablement sous la seule influence de la morphine. Ne paraît-il pas probable d'a-

près cette expérience que j'ai variée de plusieurs
manières avec des résultats analogues, que
c'est à la présence de deux principes aussi op-
posés dans l'opium, que sont dus ses effets va-
riables?

Cela me paraît d'autant plus vraisemblable
que les personnes qui prennent de la morphine
n'y reconnaissent point la propriété excitante
qu'elles distinguent très-bien dans l'extrait
aqueux des pharmacies, où se trouvent à la
fois et la narcotine et la morphine.

EXTRAIT D'OPIUM PRIVÉ DE NARCOTINE.

D'après les faits qu'on vient de lire, M. Robiquet prépare un extrait d'opium qui me paraît avoir un avantage marqué sur l'extrait
aqueux ordinaire.

Faites macérer dans de l'eau froide de l'o-
pium brut haché; filtrez et évaporez en consistance de sirop épais; traitez en vase convenable par de l'éther rectifié; agitez fréquemment avant de décanter la teinture éthérée;
après l'avoir séparée, soumettez-la à la distillation pour en retirer l'éther. Réitérez cette
opération, tant que pour résidu de la distillation on obtienne des cristaux de narcotine.
Quand l'éther est sans action, évaporez la so-

lution d'opium jusqu'en consistance pilulaire,
et vous aurez par ce moyen un extrait tout-à-
fait exempt de narcotine.

Cet extrait s'emploie comme l'extrait aqueux
des pharmacies.

~~~~~~

EMÉTINE.

DANS un Mémoire présenté à l'Académie des Sciences, en 1817, nous avons, M. Pelletier et moi, établi par une série d'expériences chimiques et physiologiques, que les diverses espèces d'ipécacuanha doivent leur vertu vomitive à un principe immédiat particulier, que M. Pelletier a nommé *émétine*; et comme cette substance est beaucoup plus active que l'ipécacuanha lui-même, qu'elle n'a ni sa saveur désagréable, ni son odeur nauséeuse, nous avons pensé qu'on pouvait en toutes occasions, la substituer à l'ipécacuanha avec avantage.

PRÉPARATION DE L'ÉMÉTINE COLORÉE.

L'ipécacuanha doit être réduit en poudre ; on le traite par l'éther à 60 degrés pour dissoudre la matière grasse odorante ; lorsque la substance pulvérisée ne cède plus rien à l'éther, on l'épuise par l'alcohol ; on fait ensuite rapprocher les teintures alcoholiques au bain-marie, et la matière est redissoute dans de l'eau froide. Elle abandonne alors de la cire et un peu de matière grasse qu'elle retenait encore ; il ne reste plus qu'à la mettre en macération sur du carbonate de magnésie, où elle perd son acide gallique, à la reprendre par l'alcohol et à évaporer à siccité.

Ainsi préparée, l'émétine n'est pas encore entièrement pure comme nous l'avions cru d'abord ; mais elle peut servir avec avantage comme médicament. (Voyez l'article suivant.) Elle se présente sous forme d'écailles transparentes, de couleur brune rougeâtre ; son odeur est à peu près nulle, sa saveur est amère mais point nauséabonde ; cette substance peut supporter une chaleur égale à celle de l'eau bouillante, sans s'altérer ; elle est très-déliquescente, soluble dans l'eau et incristallisable.

PROPRIÉTÉS PHYSIOLOGIQUES DE L'ÉMÉTINE.

Sur les chiens, et les chats, l'émétine à la dose d'un demi-grain, à 2 et 3 grains, produit le vomissement suivi quelquefois d'un sommeil assez prolongé.

A une dose plus forte, 10 grains, par exemple, l'émétine produit sur les chiens un vomissement répété, après quoi l'animal s'assoupit. Mais au lieu de revenir à la santé comme dans les cas où l'émétine est donnée à faible dose, l'animal meurt ordinairement dans les 24 heures. A l'ouverture du cadavre, on trouve que la mort a été produite par une violente inflammation du tissu du poumon et de la membrane muqueuse du canal digestif, qui s'étend du cardia à l'anus. Ces phénomènes ont la plus grande analogie avec ceux que produit l'émétique (tartrate de potasse et d'antimoine), et que j'ai décrits dans un mémoire spécial (1).

Les résultats sont les mêmes si l'émétine est injectée dans la veine jugulaire ou simplement absorbée dans un point quelconque du corps.

ACTION DE L'ÉMÉTINE SUR L'HOMME SAIN.

Deux grains d'émétine avalés à jeun donnent lieu à un vomissement prolongé, suivi d'une disposition prononcée au sommeil. Il suffit quelquefois d'un quart de grain, pour produire des nausées et le vomissement.

ACTION DE L'ÉMÉTINE SUR L'HOMME MALADE.

Cette action est tout-à-fait analogue à celle qui a lieu sur l'homme sain. Comme chez ce-

(1) De l'influence de l'émétique sur l'homme et les animaux. Paris 1813.

lui-ci l'émétine fait vomir, et produit des selles ; mais de plus, on peut facilement se convaincre qu'elle influence d'une manière heureuse les affections catarrhales, particulièrement celles qui sont à l'état chronique. (Voyez Recherches chimiques et physiologiques sur l'ipécacuanha par MM. Magendie et Pelletier, Paris, 1817.)

CAS DANS LESQUELS ON EMPLOIE L'ÉMÉTINE,

Ce sont les mêmes que ceux ou l'on fait usage de l'ipécacuanha.

EMPLOI DE L'ÉMÉTINE.

Pour procurer le vomissement avec l'émétine, il faut en faire dissoudre 4 grains dans un véhicule et donner la dissolution par doses rapprochées.

Si on administrait en une seule fois un médicament aussi soluble, il déterminerait un premier vomissement qui l'expulserait en entier de l'estomac, sans aucun autre effet.

On peut employer le mélange suivant :

Mélange vomitif.

℞ Emétine. . . . . 4 grains.
  Légère infusion de feuilles d'oranger. . 2 onces.
  Sirop de fleur d'oranger. . . . . ½ once.

Une cuillerée à bouche de ce mélange de demi-heure en demi-heure.

Dans les catarrhes pulmonaires chroniques, les coqueluches, les diarrhées anciennes, on peut employer les pastilles suivantes, qui remplacent avec avantage les pastilles d'ipécacuanha ordinaires.

Pastilles d'émétine pectorales.

℞ Sucre. . . . . 4 onces.
  Émétine colorée. . . . . 32 grains.
Pour des pastilles de neuf grains.

Il est d'usage, en pharmacie, de colorer ces pastilles en rose pour les distinguer des pastilles d'ipécacuanha. On se sert à cet effet d'un peu de laque carminée.

On donne une de ces pastilles toutes les heures. Si on les rapprochait davantage on exciterait des nausées.

Pastilles d'émétine vomitives.

℞ Sucre. . . . . 2 onces.
Émétine. . . . . 32 grains.
Pour des pastilles de 18 grains.

Une de ces pastilles prise a jeun, suffit ordinairement pour faire vomir les enfans. Trois
ou quatre excitent un prompt vomissement
chez les adultes.

Le sirop d'ipécacuanha des pharmaciens
peut être suppléé par le sirop suivant :

Sirop d'émétine.

℞ Sirop simple. . . . . 1 livre.
Émétine colorée. . . . . 16 grains.

très-froide qui s'empare de la matière colorante
non combinée à la magnésie, doit être desséché avec soin, et traité par l'alcohol qui dissout
l'émétine. Celle-ci, obtenue par l'évaporation
de l'alcohol, doit être redissoute dans un acide
étendu, et traitée par le charbon animal purifié. Aprés cette opération, destinée à la blanchir, on la précipite par une base salifiable.

Les eaux de lavage du précipité magnésien,
retiennent encore de l'émétine qu'on peut obtenir par une autre série d'opérations.

L'émétine pure est blanche, pulvérulente,
inaltérable à l'air, tandis que l'émétine colorée
est déliquescente. Cette substance est peu soluble dans l'eau, mais elle se dissout très-bien
dans l'éther et l'alcohol. Sa saveur est légèrement amère. Elle ramène au bleu le tournesol
rougi par un acide; elle se dissout dans tous
les acides en diminuant leur acidité sans la faire
entièrement disparaître. Elle forme avec les
acides des combinaisons acides évidemment
cristallisables; elle se rapproche en cela de la
vératrine; elle est précipitée de ses combinaisons par la noix de galle à la manière des alcalis des quinquinas.

ÉMÉTINE PURE.

L'ÉMÉTINE dont on a parlé dans l'article précédent, n'est pas à l'état de pureté, elle est à l'émétine pure ce que la cassonade est au sucre blanc et cristallisé. M. Pelletier, dans un travail qui n'est point encore terminé sous le rapport chimique, vient d'isoler entièrement la matière active des ipécacuanhas, c'est un nouvel alcali végétal, dont voici les principaux caractères :

PRÉPARATION DE L'ÉMÉTINE PURE.

Pour obtenir l'émétine pure, il faut substituer au carbonate de magnésie (1), de la magnésie calcinée, en ajoutant assez de cette base pour enlever l'acide libre qui existe dans la liqueur, et pour s'emparer de celui qui se trouve combiné à l'émétine.

L'émétine mise à nu et rendue moins soluble, se précipite et se mêle à l'excès de la magnésie. Le précipité magnésien, lavé avec un peu d'eau

(1) Voyez ci-dessus, page 24.

ACTION DE L'ÉMÉTINE PURE SUR L'HOMME ET LES ANIMAUX.

Cette action est la même que l'action de l'émétine colorée, seulement elle est beaucoup plus énergique. Deux grains suffisent pour faire périr un chien de forte taille. J'ai vu le vomissement produit par un 16ᵉ de grain chez un homme de 85 ans, qui vomit, il est vrai, avec une extrême facilité.

EMPLOI DE L'ÉMÉTINE PURE.

J'emploie depuis quelque temps des pastilles composées ainsi qu'il suit :

Pastilles d'émétine pure.

℞ Sucre. . . . . 4 onces.
Émétine pure. . . . . 8 grains.
Pour des pastilles de neuf grains.

Pour produire le vomissement, on peut faire entrer dans une potion 1 grain d'émétine pure; et comme cette substance est peu soluble dans l'eau, il sera bon de la dissoudre d'abord dans un peu d'acide acétique ou sulfurique.

La formule suivante peut être employée :

Potion vomitive.

℞ Infusion de fleur de tilleul. . . . . 3 onces.
Émétine pure dissoute dans q. s. d'acide
nitrique. . . . . 1 grain.
Sirop de guimauve. . . . . 1 once.

La dose est une cuillerée à bouche de quart d'heure en quart d'heure jusqu'au vomissement.

On peut faire un sirop d'après le procédé suivant.

Sirop d'émétine pure.

℞ Sirop simple. . . . . 1 livre.
Émétine pure. . . . . 4 grains.

ALCALIS

EXTRAITS DES QUINQUINAS.

MM. Laubert, Streuss de Moscow, et Gomez de Lisbonne, publièrent, il y a quelques
années et presqu'à la même époque, des travaux fort intéressans sur les quinquinas ; mais
ils ne furent nullement d'accord sur la substance
à laquelle ils voulaient attacher la propriété fébrifuge. M. Pelletier et Caventou, induits par
leurs précédentes recherches à croire qu'il
existait en effet une substance douée de cette
propriété, s'occupèrent de la chercher, et suivant les mêmes principes qui les avaient si heu-
reusement guidés dans la découverte de la
strychnine, de l'émétine, etc., ils obtinrent une
substance qu'ils reconnurent pour celle qu'avait
décrite, sous le nom de *cinchonin*, M. Gomez ;
mais dans laquelle ils firent voir l'alcalinité,
propriété très-importante et tout-à-fait ignorée
du chimiste de Lisbonne.

C'est en travaillant sur le quinquina gris
(*chinchona condaminca*) qu'ils obtinrent la
cinchonine (on jugea convenable de changer

ainsi la terminaison, pour mettre ce nom en harmonie avec celui des autres alcalis végétaux). Le quinquina jaune (*chinchona cordifolia*) leur fournit un alcali qui, semblable au premier sous un grand nombre de points, en différait cependant par des propriétés trop remarquables pour qu'il fût permis de les confondre ; ils le désignèrent par le nom de *quinine*.

L'analyse du quinquina rouge (*chinchona oblongi-folia*) suivit celle du quinquina jaune. Il était curieux de rechercher si cette espèce, considérée par beaucoup de médecins comme éminemment fébrifuge, contiendrait la cinchonine, la quinine, ou si l'on y rencontrerait une troisième variété d'alcali. Une autre chance à laquelle on n'avait point songé, vint s'offrir ; on obtint de la cinchonine en tout semblable à celle du quinquina gris, mais en quantité trois fois plus grande, et de la quinine presque le double de ce que l'on en eût pu retirer d'une égale quantité de quinquina jaune. Cette quinine, d'ailleurs, à quelques légères nuances près (sa plus grande fusibilité et l'aspect de son sulfate), offrait tous les caractères de l'autre.

PRÉPARATION DE LA CINCHONINE ET DE LA QUININE.

On épuise par l'alcohol bouillant le quinquina de toute amertume ; on distille à siccité au bain-marie ; on dissout l'extrait alcoholique en totalité dans de l'eau bouillante fortement aiguisée d'acide hydrochlorique. On ajoute de la magnésie calcinée à haute dose, pour fixer toute la matière colorante rouge, et rendre claire la liqueur, ce qui arrive après quelques minutes d'ébullition. On laisse refroidir ; on jette sur un filtre et on lave avec de l'eau froide le précipité magnésien ; on le déssèche à l'étuve, puis on le traite à diverses reprises par l'alcohol bouillant, afin d'enlever toute l'amertume ; on rapproche les liqueurs alcoholiques, et la cinchonine cristallise par le refroidissement. La cinchonine ainsi obtenue est encore altérée par la matière grasse, verte, qu'elle abandonne si on la dissout dans un acide très-étendu. Si l'acide était trop concentré, il dissoudrait une partie de la matière grasse, et le but serait manqué,

La quinine s'obtient du quinquina jaune, par le même moyen que la cinchonine du quinquina gris.

PROPRIÉTÉS CHIMIQUES DE LA CINCHONINE.

La cinchonine est blanche, translucide, susceptible de cristalliser en aiguilles, soluble seulement dans 700 parties d'eau froide, d'où naît son peu de sapidité. Dissoute dans l'alcohol, ou mieux dans un acide, elle offre une saveur fortement amère qui représente tout-à-fait celle du quinquina gris. La cinchonine ne se dissout qu'en très-petite quantité dans les huiles fixes, les huiles volatiles, l'éther sulfurique ; elle s'unit aux acides et forme des sels plus ou moins solubles.

On emploie en médecine le sulfate et l'acétate de cinchonine ; le premier de ces sels est très soluble dans l'eau, le second l'est beaucoup moins, mais un excès d'acide le dissout assez facilement.

PROPRIÉTÉS CHIMIQUES DE LA QUININE.

La quinine est blanche ; elle n'est pas susceptible de cristalliser ; elle est aussi peu soluble dans l'eau que la cinchonine, cependant sa saveur est beaucoup plus amère. Ses sels sont aussi en général plus amers ; ils ont un aspect nacré qui les distingue. La quinine est très-soluble dans l'éther, tandis que la cinchonine l'est fort peu, ce qui offre un moyen, non-seulement de distinguer les bases, mais encore de les séparer lorsqu'elles se trouvent réunies.

Le sulfate de quinine est peu soluble dans l'eau froide, mais un excès d'acide le dissout très-facilement. L'acétate est remarquable par sa grande facilité à cristalliser; il est peu soluble à froid, même en y ajoutant un excès d'acide; il est assez soluble à chaud; il se prend en masse par le refroidissement.

ACTION SUR LES ANIMAUX.

A peine les alcalis dont il est ici question étaient-ils découverts, qu'un des auteurs de cet intéressant travail, M. Pelletier, m'en remit une certaine quantité pour que j'en étudiasse les effets sur les animaux. J'eus bientôt reconnu que ces alcalis, ainsi que les sels dont nous venons de parler, n'étaient nullement vénéneux, et même qu'ils n'avaient aucune action subite appréciable. On pouvait donc, en toute assurance, en essayer les propriétés sur l'homme sain ou malade.

ACTION SUR L'HOMME SAIN OU MALADE.

Des observations assez nombreuses m'ont conduit à considérer ces deux alcalis comme

possédant les propriétés médicales des quinquinas, et par conséquent comme pouvant leur
être substitués dans tous les cas, et souvent
avec un avantage facile à concevoir. Plusieurs
médecins, entre lesquels je citerai MM. Double,
Villermé et Chomel, se sont occupés du même
sujet, et leurs observations les ont conduits au
même résultat que les miennes.

MANIÈRE DE L'EMPLOYER.

Les préparations qu'on a le plus employées
jusqu'ici, sont les sulfates de quinine et de
cinchonine. On les donne depuis 1 jusqu'à
10 grains, dans vingt-quatre heures.

M. Pelletier a préparé d'après ma formule
un sirop de quinquina parfaitement incolore et
transparent. Ce sirop contient 2 grains de cinchonine ou de quinine par once ; j'en obtiens
tous les jours les effets les plus satisfaisans ; il
me paraît (autant qu'on en peut juger en quelques mois) qu'il a une heureuse influence sur
la marche des affections scrofuleuses des enfans.

Sirop de quinine.

℞ Sirop simple. . . . . 2 livres.
Sulfate de quinine. . . . . 64 grains.

On peut faire ce sirop avec la cinchonine, dans les mêmes proportions.

Vin de quinine.

℞ Bon vin de Madère. . . . . 1 litre.
Sulfate de quinine. . . . . 12 grains.

On peut faire cette préparation avec du vin ordinaire.

Alcohol de quinine.

℞ Sulfate de quinine. . . . . 6 grains.
Alcohol à 34°. . . . . 1 once.

On préfère, pour cette teinture, le sulfate de quinine à la quinine pure, parce que la teinture faite avec l'alcali non-saturé par un acide, précipiterait avec les liqueurs aqueuses. On préparera extemporanément avec cette préparation, du vin de quinine, en en mettant deux onces par bouteille de pinte.

DE LA VÉRATRINE.

C'est encore aux travaux de MM. Pelletier
et Caventou que nous devons le nouvel alcali
dont nous allons nous occuper. Ces deux infa-
tigables chimistes, ayant remarqué que dans la
famille des *veratrum* presque tous les individus, outre les caractères communs reconnus
par les botanistes, offraient celui de posséder
une saveur très-âcre et d'exercer sur les animaux une action semblable, crurent qu'il serait
intéressant de rechercher si ces propriétés n'ap-
partiendraient point à une substance particu-
lière commune à toutes ces plantes. L'analyse
qu'ils firent de la semence du *veratrum saba-
dilla* (la cévadille), servit à confirmer leurs
conjectures. Ils isolèrent ce principe âcre auquel ils reconnurent tous les caractères alcalins ; ils le retrouvèrent par suite dans la racine
du colchique commun, *colchicum autumnale*,
et dans celle de l'hellébore blanc, *veratrum
commune*, et le nommèrent *vératrine*, du
nom de la famille à laquelle appartiennent ces
végétaux.

PRÉPARATION DE LA VÉRATRINE.

On traite à plusieurs reprises, par l'alcohol bouillant, la semence de la cévadille. Ces teintures filtrées presque bouillantes, laissent par le refroidissement déposer des flocons blanchâtres de cire; la matière dissoute, amenée à consistance d'extrait, est reprise par l'eau froide. Il reste alors sur le filtre une petite quantité de substance grasse; on fait ensuite évaporer lentement la solution. Il se forme un précipité jaune-orangé, qui présente les caractères de la matière colorante qu'on trouve dans presque tous les végétaux ligneux. On verse dans la liqueur encore très-colorée une solution d'acétate de plomb; il se forme sur-le-champ un nouveau précipité jaune très-abondant, et qu'on sépare par le filtre. La liqueur devenue presque incolore, contient encore, entre autres substances, l'acétate de plomb qui a été ajouté en excès. On sépare le plomb au moyen d'un courant d'acide hydro-sulfurique; la liqueur est ensuite filtrée et concentrée par l'évaporation, puis traitée par la magnésie et filtrée de nouveau. Le précipité magnésien est traité par l'alcohol bouillant. Les liqueurs alcoholiques donnent par l'évaporation une substance pulvé-

rulente, excessivement âcre, présentant tous les
caractères alcalins ; cette substance est d'abord
jaunâtre. Par des dissolutions dans l'alcohol, et
des précipitations opérées en versant de l'eau
dans les dissolutions alcoholiques, on parvient à
l'obtenir sous forme d'une poudre très-blanche,
parfaitement inodore.

PROPRIÉTÉS CHIMIQUES DE LA VÉRATRINE.

La vératrine est très-peu soluble dans l'eau
froide. L'eau bouillante en dissout $\frac{1}{1000}$ de son
poids, et acquiert une âcreté sensible.

Elle est très-soluble dans l'éther, et plus encore dans l'alcohol. Elle est insoluble dans les
alcalis et soluble dans tous les acides végétaux.
Elle sature tous les acides, et forme avec eux
des sels incristallisables, et qui, par l'évaporation, prennent l'apparence de gomme. Le sulfate seul présente des rudimens de cristaux
quand il est avec excès d'acide.

L'acide nitrique se combine avec la vératrine ; mais si on le met en excès, surtout
quand il est concentré, il ne produit point de
sur-oxidation, comme cela a lieu pour la morphine et la strychnine ; mais il altère très-promp-
tement la substance végétale dans ses élémens, et donne lieu à la formation d'une ma-

tière jaune, détonnante, analogue à l'*amer de Welther*.

La vératrine ramène au bleu le papier de tournesol rougi par les acides. Exposée à l'action de la chaleur, elle se liquéfie à une température de 50° + 0 : dans cet état elle a l'apparence de la cire ; par le refroidissement elle se prend en une masse ambrée et de couleur translucide. Distillée à feu nu elle se boursoufle, se décompose et produit de l'eau, beaucoup d'huile, etc. Elle laisse un charbon volumineux, qui incinéré ne laisse qu'un résidu très-peu considérable, légèrement alcalin.

ACTION DE LA VÉRATRINE SUR LES ANIMAUX.

Une quantité très-petite d'acétate de vératrine (1), injectée dans les narines d'un chien, provoque sur-le-champ un éternument violent et qui dure quelquefois près d'une demi-heure.

Un ou deux grains portés dans la gueule, déterminent sur-le-champ une salivation très-abondante et qui persiste quelque temps.

Si on injecte dans un point du canal intesti-

---

(1) De toutes les préparations de vératrine, l'acétate seul, comme devant être une des plus actives, a été employé dans les expériences qui ont eu pour but de déterminer l'action de cette substance sur les animaux.

nal la même quantité de cette substance, et
qu'on ouvre l'abdomen pour observer les effets,
on voit l'intestin se durcir beaucoup, puis se
relâcher, puis se contracter de nouveau, et
ainsi de suite pendant un certain temps. La
partie de la membrane muqueuse qui se trouve
en contact avec la vératrine, s'enflamme; l'irritation se propage, et détermine des vomissemens et des évacuations alvines. Donnée à plus
haute dose, elle produit une accélération très-
grande de la circulation et de la respiration,
bientôt suivie du tétanos et de la mort.

Les effets sont encore plus rapides, si l'on
injecte dans la plèvre ou dans la tunique vaginale, un ou deux grains de cette substance. En
moins de 10 minutes, on voit survenir la mort
à la suite des phénomènes tétaniques.

La même quantité injectée dans la veine jugulaire, amène également, mais dans quelques
secondes, le tétanos et la mort. L'autopsie ca-
davérique montre que, même dans ce cas, la
vératrine a exercé une action sur le canal intestinal, dont on trouve la membrane muqueuse
très-injectée. Le poumon aussi présente des
signes d'inflammation et d'engouement (1).

(1) On voit d'après ce que nous venons de dire, que cette
substance portée en petite quantité dans le canal intestinal,
ne produit que des effets locaux, ou du moins des effets

ACTION DE LA VÉRATRINE SUR L'HOMME SAIN OU MALADE,

Les effets de la vératrine à haute dose n'ont point été observés sur l'homme ; il est indubitable qu'ils seraient les mêmes que ceux que l'on observe sur les animaux.

La saveur de la vératrine est très-âcre, mais sans mélange d'amertume ; elle excite, quelque petite que soit la quantité de cette substance qu'on ait portée dans la bouche, une salivation très-abondante.

Quoique la vératrine soit absolument inodore, il y a de l'inconvénient, lorsqu'elle est à l'état pulvérulent, à la flairer de trop près. La petite quantité, portée par l'air dans les fosses nasales, suffit souvent pour déterminer des éternumens violens, et qui pourraient devenir dangereux,

Portée à la dose d'un quart de grain dans le canal intestinal, elle détermine promptement des évacuations alvines très-abondantes ; à dose

bornés à ce canal, et qu'il faut qu'elle soit administrée à à haute dose, ou portée dans des parties où l'absorption est très-active, telles que la plèvre et la tunique vaginale, pour produire ces effets généraux que nous venons de montrer si terribles,

un peu plus élevée, elle provoque des vomissemens plus ou moins violens.

CAS DANS LESQUELS ON DOIT EMPLOYER LA VÉRATRINE.

Cette substance produisant les mêmes effets
que les plantes dont elle est tirée, peut leur
être substituée, et avec beaucoup d'avantage,
puisque l'on connaît dans ce cas ce qu'on ignore
dans l'autre, la quantité de substance active
dont on se sert.

La vératrine convient surtout dans les cas où
il est nécessaire d'exciter promptement de fortes
évacuations alvines ; donnée dans cette inten-
tion, elle a réussi très-bien pour certains vieil-
lards chez lesquels il existait une accumulation
énorme de matières fécales dans le gros intestin.

ACIDE PRUSSIQUE

OU

HYDRO - CYANIQUE.

———

DANS un mémoire présenté à l'Académie des sciences au mois de novembre 1817, j'avais fait connaître les heureux résultats qui ont suivi l'emploi de l'acide prussique dans le traitement des maladies de poitrine. Depuis cette époque, ce médicament a été employé par un grand nombre de médecins, non-seulement en Europe, mais encore dans plusieurs villes des États-Unis d'Amérique. Partout le succès a été le même, et cette substance si redoutable en elle-même, doit maintenant être regardée comme une des plus intéressantes que possède l'art de guérir.

L'acide prussique fut découvert en 1780 par Scheèle, mais ce chimiste ne parvint à l'obtenir que mêlé avec une quantité d'eau dont la proportion n'était point constante. C'est

à M. Gay-Lussac que nous devons de le connaître à son état de pureté (1).

PROPRIÉTÉS PHYSIQUES.

Cet acide, à la température ordinaire, est
liquide, transparent, sans couleur ; sa saveur
d'abord fraîche, devient bientôt âcre et irri-
tante ; il rougit légèrement la teinture de tournesol. Son odeur est très-forte et peut être très-
nuisible ; elle ne devient supportable que mêlée
à une très-grande quantité d'air : alors elle est
la même que celle des amandes amères.

PROPRIÉTÉS CHIMIQUES.

L'acide prussique est très-volatil. En effet,
il bout à 26,5 degrés, sous une pression de
0^m,76, et à 10° il soutient une colonne de
mercure de 0^m, 38 ; cependant sa congélation
est facile à opérer, elle a lieu à 15 degrés :
aussi, lorsqu'on verse quelques gouttes de cet
acide sur du papier, la portion qui se vaporise
presque instantanément, produit assez de froid

(1) Voyez *Annales de chimie*, tom. LXVII, pag. 128, et
tome XCV, pag. 136.

pour faire cristalliser l'autre. C'est le seul liquide qui possède cette propriété.

L'acide prussique est peu soluble dans l'eau ; c'est pourquoi, lorsqu'on l'a agité avec dix à douze fois son volume de ce liquide, il se rassemble ensuite à la surface, à la manière des huiles et des éthers. L'alcool le dissout facilement.

Abandonné à lui-même dans des vaisseaux fermés, il se décompose quelquefois en moins d'une heure ; rarement on le conserve au delà de quinze jours.

PRÉPARATION.

On obtient l'acide hydro-cyanique, en traitant le deuto-cyanure de mercure cristallisé par les deux tiers de son poids d'acide hydro-chlorique liquide et légèrement fumant, dans un appareil composé d'une cornue tubulée communiquant avec un flacon contenant des fragmens de chlorure de calcium et de craie, lequel communique lui-même avec un flacon plus petit, destiné à recevoir le produit. Ces flacons doivent être entourés d'un mélange de glace et de sel marin. On introduit successivement dans la cornue le deuto-cyanure de mercure et l'acide, puis on chauffe un peu la cornue. Bientôt , il se produit une légère ébullition , due en partie à la vaporisation de l'acide prussique qui se rend et se condense dans le premier flacon, avec un peu d'acide hydro-chlorique et d'eau. Lorsque la quantité d'eau devient très-sensible, il faut suspendre l'opération pour purifier le produit déjà obtenu, ce qui se fait en isolant de la cornue ce premier flacon, en enlevant la glace qui l'entoure, et la remplaçant par de l'eau à 32 ou 33 degrés ; par ce moyen, l'acide hydro-cyanique passe seul dans le petit flacon, car l'eau et l'acide hydro-chlorique, qui s'é-taient d'abord volatilisés avec lui, sont retenus dans le premier flacon; savoir : l'eau, par le chlorure de calcium, et l'acide hydro-chlo-rique par la chaux.

ACTION SUR LES ANIMAUX.

Une goutte d'acide prussique pur, portée dans la gueule du chien le plus vigoureux, le fait tomber roide mort après deux ou trois grandes inspirations précipitées.

Quelques atomes d'acide appliqués sur l'œil, produisent des effets presque aussi soudains et d'ailleurs semblables.

Une goutte d'acide étendue de quelques gouttes d'alcool, injectée dans la veine jugu-

3.

laire, tue l'animal à l'instant même, comme s'il eût été frappé de la foudre.

Chez les animaux ainsi empoisonnés par l'acide prussique, on peut à peine, quelques instans après la mort, retrouver dans les muscles des traces d'irritabilité.

ACTION SUR L'HOMME SAIN OU MALADE.

Pur, l'acide prussique produit sur l'homme les mêmes effets que sur les animaux. Sa vapeur même doit être soigneusement évitée ; si on la respire elle donne lieu à des douleurs de poitrine assez vives, et à un sentiment d'oppression qui ne cesse souvent qu'après plusieurs heures. Convenablement affaibli, ses effets sur l'homme malade sont de calmer une irritabilité trop vive développée dans certains organes.

Donné à doses convenables, mais à des intervalles trop rapprochés, on l'a vu produire la céphalalgie et une sorte de vertige qui se dissipait au bout de quelques minutes.

CAS DANS LESQUELS ON DOIT L'EMPLOYER.

L'acide prussique, convenablement affaibli, s'emploie avec succès dans tous les cas où l'irritabilité des organes pulmonaires est vicieuse-

ment augmentée ; ainsi, l'on s'en sert avanta-
geusement dans le traitement des toux ner-
veuses et chroniques, dans l'asthme, la coque-
luche, dans le traitement palliatif de la phthisie,
et un grand nombre d'observations portent maintenant à croire qu'il peut procurer une guérison complète lorsque cette maladie n'est encore
qu'à son premier degré. En Angleterre, on l'a
employé avec succès contre la toux hectique,
sympathique de l'affection d'un autre organe,
et contre la dispepsie. En Italie, on s'en est
servi pour calmer la trop grande irritabilité
de l'utérus, même dans les cas de cancer,
et pour modérer l'activité du cœur dans presque toutes les maladies sthéniques.

MANIÈRE DE L'EMPLOYER.

L'acide prussique, préparé par le procédé
de Scheèle, n'a point de propriétés médicinales
suffisamment constantes, à raison de l'arbitraire
que le procédé laisse au préparateur. Il vaut
donc mieux se servir de l'acide prussique préparé par le procédé de M. Gay-Lussac, en
l'affaiblissant convenablement. On l'étend de
six fois son volume d'eau distillée, ou 8,5 fois
son poids. C'est ce mélange que je désigne sous
le nom d'*acide prussique médicinal.*

Voici les formes sous lesquelles je le donne
le plus souvent.

Mélange pectoral.

℞ Acide prussique médicinal. . . . . 1 gros.
Eau distillée. . . . . 1 livre.
Sucre pur. . . . . 1 once ½

F. S. L. un mélange dont on prendra une
cuillerée à bouche le matin , et une le soir en
se couchant. On peut élever la dose de ce mélange jusqu'à six et même huit cuillerées en
vingt-quatre heures.

Potion pectorale.

℞ Infusion de lierre terrestre. . . . . 2 onces.
Acide prussique médicinal. . . . . 15 gouttes.
Sirop de guimauve. . . . . 1 once.

F. S. L. une potion à prendre par cuillerées à bouche de trois en trois heures.

Sirop cyanique.

℞ Sirop de sucre parfaitement clarifié. . . 1 livre.
Acide prussique médicinal. . . . . 1 gros.

On se sert de ce sirop pour ajouter aux potions pectorales ordinaires, et remplacer les
autres sirops.

DE LA SOLANINE.

CET alcali a été découvert depuis fort peu de temps, par M. Desfosses, pharmacien à Besançon, dans deux individus de la famille des solanées : la morelle, *solanum nigrum*, et la douce-amère, *solanum dulcamara*. Elle existe dans ces deux plantes ; mais les feuilles de la dernière en contiennent une quantité assez notable, tandis que dans celles de la morelle, on n'en trouve pas de traces.

PRÉPARATION DE LA SOLANINE.

C'est dans les baies de la morelle que la solanine se trouve en plus grande abondance ; elle y existe à l'état de malate. Pour l'obtenir, on traite par l'ammoniaque le suc filtré de ces baies ; on détermine par ce moyen les précipitations d'un dépôt grisâtre. Ce dépôt, reçu sur un filtre, lavé et traité par l'alcool bouillant, donne par l'évaporation la base salifiable qui se trouve de suite assez pure, si l'on a opéré sur des baies parfaitement mûres. Mais si on traite

le suc des baies encore vertes , la solanine reste
unie à une certaine quantité de clorophylle dont
on a beaucoup de peine à la débarrasser.

PROPRIÉTÉS DE LA SOLANINE.

Lorsque cette substance est parfaitement
pure, elle se présente sous la forme d'une
poudre blanche , opaque, quelquefois nacrée.
Elle est sans odeur ; sa saveur est légèrement
amère et nauséabonde ; son amertume se développe par sa dissolution dans les acides , et
surtout dans l'acide acétique. Les sels qu'elle
forme avec eux sont incristallisables ; leur solution se transforme par l'évaporation en une
masse gommeuse, transparente , facile à pulvé-
riser.

La solanine est insoluble dans l'eau froide ;
l'eau chaude n'en dissout pas $\frac{1}{8000}$; l'alcool en
dissout une petite portion.

Ses propriétés alcalines sont peu manifestées
par son action sur le curcuma ; cependant elle
ramène au bleu le papier de tournesol rougi
par les acides ; elle s'unit, même à froid, avec
les acides, et peut, lorsqu'on opère avec atten-
tion , donner des dissolutions parfaitement neutres. Comme tous les alcalis végétaux, elle

n'exige qu'une très-petite quantité d'acide pour être saturée.

ACTION DE LA SOLANINE SUR LES ANIMAUX.

Cette substance introduite à la dose de 2 à 4 grains dans l'estomac d'un chien ou d'un chat, excite des vomissemens violens, bientôt suivis d'un assoupissement qui dure plusieurs heures.

Un jeune chat a pu supporter sans mourir, l'introduction de 8 grains de cette substance. Après de violens vomissemens, il éprouva une forte somnolence qui dura près de trente-six heures.

ACTION DE LA SOLANINE SUR L'HOMME.

Si l'on avale une quantité très-petite de solanine, on éprouve à la gorge un sentiment très-vif d'irritation. Portée dans la bouche, la solanine offre une saveur nauséabonde, légèrement amère, mais qui le devient beaucoup si on dissout la substance dans un peu d'acide acétique.

De tous les sels de solanine, l'acétate est le seul dont on ait essayé l'action sur l'homme. A la dose d'un quart de grain, il produit des nausées, mais on ne remarque point ensuite de tendance au sommeil.

D'après ce que nous venons de dire, on voit que la solanine, comme l'opium, peut produire le vomissement et le sommeil; mais ses propriétés vomitives paraissent plus développées que celles de l'opium, tandis que ses propriétés narcotiques le sont évidemment beaucoup moins.

CAS DANS LESQUELS ON POURRAIT L'EMPLOYER.

On n'a point encore essayé la solanine chez des personnes malades; mais on peut tenter de l'employer dans les cas où l'extrait de morelle ou de douce-amère sont indiqués.

~~~~~~

DE LA DELPHINE.

Cet alcali a été découvert en 1819, dans les semences de la staphisaigre, *delphinium staphisagria*, par MM. Feneulle et Lassaigne qui lui ont donné ce nom, emprunté de celui de la famille de la staphisaigre ; dans l'opinion que l'âcreté propre aux plantes de cette famille était due à ce principe, opinion qu'ils n'ont pas eu occasion de confirmer par l'analyse d'autres *delphinium*.

PRÉPARATION DE LA DELPHINE.

On fait bouillir dans un peu d'eau distillée une portion de semences, mondées de leur enveloppe et réduites en pâte fine. On passe à travers un linge, puis on filtre le decoctum. On y ajoute de la magnésie bien pure, et l'on continue pendant quelques minutes l'ébullition. Au bout de ce temps on filtre de nouveau ; le résidu, lavé exactement, est soumis à l'action de l'alcool très-rectifié. Faisant ensuite évaporer cette teinture alcoolique, on obtient la delphine sous la forme d'une poudre blanche, présentant quelques points cristallins.

Tel est le procédé le plus simple, au moyen duquel on peut obtenir la delphine. Si l'on voulait s'en procurer une grande quantité, comme l'opération de monder les graines demande beaucoup de temps et de patience, il serait préférable d'employer les moyens suivans.

On soumet la graine non mondée et bien contuse, à l'action de l'acide sulfurique faible. On précipite la liqueur par l'ammoniaque, et l'on reprend ensuite par l'alcool la delphine qui contient encore un peu de principe colorant. Pour la purifier, on chasse l'alcool par la distillation; on dissout le résidu dans de l'acide hydro-chlorique, et on fait bouillir avec de la magnésie. Le dépôt est repris par l'esprit de vin qui la donne parfaitement pure.

PROPRIÉTÉS DE LA DELPHINE.

A l'état de pureté, la delphine se présente sous la forme d'une poudre blanche, cristalline lorsqu'elle est humide, mais qui devient bientôt opaque par son exposition à l'air. Son odeur est nulle; sa saveur est très-amère et ensuite âcre.

L'eau en dissout une quantité très-petite, et

qu'on ne peut reconnaître qu'à la légère amertume qu'elle en reçoit.

L'alcool et l'éther la dissolvent très-facilement ; la dissolution alcoolique verdit fortement le sirop de violettes, et ramène au bleu le papier de tournesol rougi par les acides.

La delphine forme avec les acides sulfurique, nitrique, hydro-chlorique, oxalique, acétique, etc., des sels neutres très-solubles, dont la saveur est extrêmement amère et très-âcre ; les alcalis la précipitent sous forme d'une gelée blanche.

CAS DANS LESQUELS ON POURRAIT L'EMPLOYER.

On n'a point encore essayé la delphine comme médicament ; mais si la staphisaigre a quelque vertu médicinale il est présumable qu'elle réside dans l'alcali qu'on retire de cette plante ; on pourrait donc tenter de l'employer dans les circonstances ou la staphisaigre est indiquée.

DU GENTIANIN.

LA découverte de cet alcali présente une circonstance assez singulière pour mériter d'être
rapportée.

M. Henri, chef de la pharmacie centrale, et
M. Caventou s'occupèrent, en même temps et
à l'insu l'un de l'autre, de l'analyse de la gentiane. Ils arrivèrent à des résultats tellement
identiques, que s'étant communiqués leurs travaux, ils virent qu'ils semblaient avoir été faits
de concert, et résolurent de les publier en commun (1).

(1) Ce fait est doublement remarquable; premièrement,
en ce qu'il prouve combien, depuis quelques années, les
moyens d'analyse végétale ont été perfectionnés; seconde-
ment, en ce qu'il montre le changement qui par suite
des progrès des sciences s'est opéré dans ceux qui les cul-
tivent. Un semblable hasard arrivé il y a 100 ans, eut excité
entre deux savans une querelle opiniâtre, pendant qu'aujourd'hui il n'a produit chez ceux dont nous parlons, qu'un
sentiment de joie de voir leur découverte confirmée par
celle d'un autre.

PRÉPARATION DU GENTIANIN.

On traite à froid par l'éther, la poudre de gentiane. Au bout de quarante-huit heures, on obtient une teinture d'un jaune verdâtre; cette teinture filtrée, versée dans un vase ouvert et exposée à la chaleur, se prend par le refroidissement si la liqueur est suffisamment concentrée, en une masse jaune cristalline d'une odeur et d'une saveur de gentiane très-prononcées.

On traite cette masse par l'alcool, jusqu'à ce qu'il cesse de prendre une couleur citrine. On réunit les lavages; on les expose à une douce chaleur, et l'on voit reparaître la masse jaune cristalline, qui sur la fin de l'évaporation se prend en masse; cette masse est d'une amertume très-forte. Reprise par l'alcool faible, elle se redissout en partie, à l'exception d'une certaine quantité de matière huileuse.

Cette dernière dissolution alcoolique, outre le principe amer de la gentiane, contient une substance acide et la matière odorante de la gentiane.

En faisant évaporer cette liqueur à siccité, délayant la matière dans l'eau, ajoutant un peu

de magnésie calcinée et bien lavée, faisant
bouillir et évaporer au bain-marie, l'on chasse
la plus grande partie de la matière odorante de
la gentiane; l'acide amer disparaît par la magnésie, et le principe amer jaune reste en partie libre, et en partie combiné avec la magnésie
à laquelle il communique une belle couleur
jaune. Alors, en faisant bouillir cette magnésie
avec de l'éther, on enlève la majeure partie du
principe amer que l'on obtient pur et isolé par
l'évaporation. Si l'on veut séparer la plus grande
partie du principe amer qui reste fixé dans la
magnésie, et que l'éther ne peut enlever, on la
traite par l'acide oxalique, en quantité insuffi-
sante pour obtenir l'acidité. Cet acide s'empare
de la magnésie et met à nu le principe amer
que l'on reprend par le moyen déjà indiqué.

PROPRIÉTÉS DU GENTIANIN.

Le gentianin est jaune, inodore, d'une amertume aromatique de gentiane très-forte, et qui
augmente beaucoup quand on le dissout dans
un acide.

Il est très-soluble dans l'éther et dans l'alcool, et s'en sépare par l'évaporation spontanée
sous forme de très-petites aiguilles cristallines,
jaunes. Il est beaucoup moins soluble dans l'eau

froide, qu'il rend cependant très-amère; l'eau bouillante en dissout davantage.

Les alcalis étendus foncent beaucoup sa couleur, et le dissolvent un peu plus que l'eau elle-même.

Les acides affaiblissent sa couleur jaune d'une manière très-notable. Ses dissolutions sont presque incolores avec les acides sulfurique et phosphorique, et jaunâtre avec les acides plus faibles, tels que l'acide acétique; l'acide sulfurique concentré le charbonne, et détruit son amertume.

Le gentianin exposé dans un tube de verre à la chaleur du mercure bouillant, se sublime sous forme de petites aiguilles jaunes, cristallines. Une partie est décomposée.

Le gentianin ne change pas sensiblement la couleur du tournesol bleu ou rougi par les acides. Il paraît neutre.

ACTION DU GENTIANIN SUR LES ANIMAUX ET L'HOMME.

Quelques essais auxquels je me suis livré, m'ont appris que le gentianin n'a aucune qualité vénéneuse. Plusieurs grains de cette substance, injectés dans les veines n'ont produit aucun effet apparent. J'en ai moi-même avalé deux grains dissous dans l'alcool, et je n'ai éprouvé qu'une amertume extrême et un léger sentiment de chaleur dans l'estomac.

MODE D'EMPLOI DU GENTIANIN.

La teinture est la préparation qui semble devoir être le plus fréquemment employée. On pourra la préparer d'après la formule suivante :

Teinture de gentianin.

℟ Alcohol à 24°. . . . . 1 once.
Gentianin. . . . . 5 grains.

Cette teinture remplace avec succès l'élixir de gentiane, et s'emploie dans les mêmes circonstances.

Sirop de gentianin.

℟ Sirop de sucre. . . . . 1 livre.
Gentianin. . . . . 16 grains.

Ce sirop est un des meilleurs amers dont on puisse faire usage dans les affections scrofuleuses.

DE L'IODE.

L'iode est un corps simple découvert en 1813 par M. Courtois dans les eaux-mères de la *soude de varech*. Le nom d'iode lui a été donné du mot grec ιωδης, *violaceus*, à cause de la couleur qu'il présente quand il est à l'état de vapeur; à la température ordinaire, l'iode est solide : il se présente sous la forme de petites lames grisâtres, d'une faible ténacité, et ayant l'aspect de la plombagine. Il se fond à une température de 170 c°., il se volatilise à 175°c. en répandant de très-belles vapeurs violettes. Ces vapeurs enfermées dans un récipient se condensent en nouvelles lames cristallines.

L'iode se dissout dans l'éther et dans l'esprit de vin; celui-ci en dissout plus ou moins suivant le degré de rectification; à 35°, et à une température de 15° c. , il dissout environ $\frac{1}{3}$ de son poids. A 40° de concentration, et à la même température, il en dissout $\frac{1}{6}$; l'eau ne dissout de l'iode que $\frac{1}{7000}$ de son poids.

L'iode jouit de la propriété de former un acide avec l'hydrogène, et un avec l'oxygène.

On ne saurait combiner l'iode avec l'oxygène à l'état gazeux, mais il s'unit avec l'oxygène à l'état de gaz naissant, et forme l'acide iodique.

L'iode a beaucoup d'affinité pour l'hydrogène, qu'il enlève à un grand nombre de corps, et qu'il absorbe à l'état gazeux, lorsque la température est élevée ; il forme avec ce gaz l'acide hydriodique composé seulement d'iode et d'hydrogène. Cet acide se présente sous la forme d'un gaz incolore, très-sapide, et d'une odeur très-piquante, qui rougit fortement la teinture de tournesol, et éteint les corps en combustion.

Ce gaz est absorbé très-rapidement par l'eau, qui en dissout une très-grande quantité ; aussi répand-il dans l'air des fumées blanches en s'emparant des vapeurs aqueuses qui y sont contenues.

L'acide hydriodique peut être obtenu en versant de l'eau sur un iodure de phosphore fait avec huit parties d'iode et une de phosphore, et distillant la liqueur. La première partie qui passe n'est pour ainsi dire que de l'eau ; la dernière, au contraire, si on la recueille séparément, est très-concentrée, et répand dans l'air des fumées épaisses.

L'acide hydriodique peut s'unir à un grand nombre de bases ; il forme avec quelques-unes des sels neutres dont le plus employé jusqu'ici en médecine est l'hydriodate de potasse ; l'hydriodate de soude a quelquefois aussi été employé, et avec la même apparence de succès.

PRÉPARATION DE L'IODE.

L'iode est extrait, comme nous l'avons dit, des eaux-mères de la soude de varech où il existe à l'état d'hydriodate de potasse.

Ces eaux s'obtiennent en faisant brûler les différens fucus qui croissent sur le bord de la mer en Normandie, lessivant la cendre et concentrant la liqueur.

Pour obtenir l'iode, on verse dans ces eaux un excès d'acide sulfurique concentré, et on fait bouillir peu à peu la liqueur dans une cornue de verre garnie d'un récipient. L'acide sulfurique s'empare de la base de l'hydriodate et de l'hydrogène de l'acide hydriodique, de sorte qu'il en résulte du sulfate de potasse, de l'eau, de l'acide sulfureux et de l'iode qui se vaporise sous forme de vapeurs violettes, passe dans le récipient avec un peu d'acide, et s'y condense en cet état. Pour le purifier il faut le laver, le mêler avec de l'eau contenant un peu de potasse, et le distiller de nouveau.

Si l'on met sur de l'iode à l'état métallique une solution de soude ou de potasse, il se forme un iodate et un hydriodate que l'on sépare l'un de l'autre au moyen de l'alcool qui ne dissout que le dernier de ces sels; on obtient l'hydriodate pur au moyen de l'évaporation.

Les hydriodates de soude et de potasse peuvent aussi s'obtenir de la même manière que les autres hydriodates neutres, c'est-à-dire, en combinant directement l'acide avec l'oxide.

Les hydriodates de soude et de potasse sont des sels déliquescens, très-solubles par conséquent dans l'eau. Leur solution est susceptible de dissoudre encore de l'iode, et forme ainsi un hydriodate ioduré.

ACTION DE L'IODE SUR L'HOMME ET SUR LES ANIMAUX.

Peu de temps après la publication de son beau travail sur l'iode, M. Gay-Lussac m'en remit une certaine quantité afin que j'en étudiasse les effets sur les animaux; je fis aussitôt quelques expériences dans lesquelles j'introduisis la teinture d'iode dans les veines à la dose d'un gros, sans aucun effet apparent.

J'en fis aussi avaler à quelques chiens qui vomirent, mais n'éprouvèrent aucun autre effet.

Voyant cette innocuité de la nouvelle substance, j'avalai moi-même une cuillerée à café de teinture, et il n'en résulta rien, sinon une saveur désagréable qui se maintint plusieurs heures, mais qui se dissipa ensuite peu à peu.

J'ai vu récemment un enfant de 4 ans, à qui par méprise, on fit prendre une cuillerée à café de teinture d'iode préparée chez M. Pelletier; les lèvres et la langue furent colorées en jaune, mais aucun accident ne suivit cet événement.

CAS DANS LESQUELS ON EMPLOIE LES PRÉPARATIONS D'IODE.

M. Coindet, médecin à Genève, est le premier qui ait employé l'iode comme médicament; il s'en est servi dans le traitement du goître avec un succès très-marqué. Ces essais ont été répétés depuis, tant en France qu'en Suisse, par plusieurs médecins, et il semble résulter de leurs observations qu'on a maintenant dans l'iode un remède efficace contre une maladie qui se montre quelquefois si rebelle.

Quoiqu'on doive surtout attendre du succès de l'emploi de l'iode lorsque le goître est récent, et qu'il se présente chez des individus qui n'ont pas encore atteint l'âge mûr ; cependant on a vu se dissiper par ce moyen des goîtres anciens, durs et volumineux ; mais comme dans ce cas le traitement est nécessairement plus long , il peut résulter de l'usage long-temps continué de l'iode une action nuisible sur l'estomac ; c'est pour remédier à cet inconvénient qu'on a cherché à introduire l'iode par une autre voie , par celle des frictions.

L'iode a été employé dans le traitement des scrofules avec une égale apparence de succès; cependant comme les observations sont beaucoup moins nombreuses que celles qui ont rapport au traitement du goître, on ne peut encore rien affirmer sur ce point.

M. Coindet vante l'iode comme un puissant emménagogue ; mais cette dernière propriété qu'il lui attribue , n'a été confirmée jusqu'ici par les observations d'aucun autre médecin, et par conséquent avant de l'admettre on doit attendre des faits nouveaux.

MODE D'EMPLOI DE L'IODE.

Teinture d'iode.

Alcohol à 35° . . . . 1 once.
Iode . . . . 48 grains.

4

On ne doit pas préparer cette teinture trop long-temps d'avance, parce qu'elle dépose bientôt des cristaux d'iode ; on pourrait craindre d'ailleurs que l'iode ne s'emparât d'une partie de l'hydrogène de l'alcohol, et ne se convertît ainsi en acide hydriodique ioduré.

La teinture d'iode a été employée avec beaucoup de succès dans le traitement du goître ; elle a été aussi employée dans le traitement des scrofules, mais moins souvent que les deux préparations suivantes.

La teinture d'iode se donne aux adultes à la dose de dix gouttes, trois fois par jour, dans un demi-verre d'eau sucrée ; on peut augmenter progressivement jusqu'à vingt gouttes, trois fois par jour ; vingt gouttes contiennent environ un grain d'iode.

Solution d'hydriodate de potasse.

Hydriodate de potasse. . . . . 36 grains.
Eau distillée. . . . . 1 once.

Cette solution est susceptible de dissoudre encore de l'iode, et de former ainsi un hydriodate de potasse ioduré.

Ces deux préparations, dont le mode d'administration est le même que celui de la teinture d'iode, sont employées comme elle dans le

traitement du goître et des scrofules; dans ce
dernier cas on associe ordinairement à leur
action celle de quelques médicamens toniques.

Pommade avec l'hydriodate de potasse.

Hydriodate de potasse. . . . . $\frac{1}{2}$ gros.
Axonge. . . . . 1 once $\frac{1}{2}$.

Pour une pommade dont on se servira
pour faire des frictions soir et matin sur le
goître, ou sur les glandes engorgées, dans les
scrofules. On obtient quelquefois par ce moyen
la résolution complète de tumeurs que les dissolutions salines n'avaient pu faire entièrement
disparaître; quelquefois aussi le traitement par
les frictions ne produit pas une guérison complète, et souvent on sent le besoin de faire
concourir ces deux moyens. En général dans le
traitement des scrofules on semble retirer plus
d'avantage de l'emploi des solutions salines.

Lorsqu'on emploie dans le traitement du
goître la méthode des frictions, on se trouve
quelquefois bien d'aider à l'action de l'iode
par des fomentations émollientes ou des sangsues; quelquefois après les premières frictions
le goître loin de se ramollir devient dur, légèrement douloureux; l'application de quel-

4.

ques sangsues fait disparaître ordinairement cette irritation locale, et les effets de l'iode se montrent ensuite d'une manière très-marquée.

———

EXTRAIT D'OPIUM

PRIVÉ DE MORPHINE.

Par l'opération que nous avons décrite à l'article *Morphine*, on ne dépouille pás entièrement l'opium de cet alcali ; il en reste toujours dans le résidu une certaine quantité. M. Robiquet m'ayant parlé de ce fait, j'ai voulu voir si on ne pourrait pas tirer parti d'une matière regardée comme inutile , et abandonnée comme tel.e par les pharmaciens.

J'ai remarqué sur les animaux et sur l'homme , que le résidu dont je viens de parler jouit encore d'une certaine propriété narcotique , bien moins marquée , il est vrai , que celle de l'extrait aqueux ordinaire , mais assez prononcée pour qu'on puisse en tirer parti dans la pratique.

On peut donner cet extrait par grains ; il m'a paru que 4 grains n'équivalent point pour l'activité à un grain d'extrait aqueux ordinaire, et à $\frac{1}{4}$ de grain de morphine.

L'extrait d'opium privé de morphine doit se trouver chez tous les pharmaciens qui préparent eux-mêmes la morphine.

EXTRAIT D'OPIUM

PRIVÉ DE LA MATIÈRE DE DÉROSNES.

Les expériences que j'ai faites sur la matière de M. Dérosnes, m'ayant montré que cette matière est nuisible quand elle n'est point unie à un acide, et qu'elle est très-excitante quand elle y est combinée, M. Robiquet a eu l'idée de préparer un extrait d'opium entièrement dépourvu de cette substance. Pour cela il traite l'extrait aqueux ordinaire par l'éther, et enlève ainsi par ce réactif toute la matière de Dérosnes. (*Voyez* pag. 22.)

J'ai essayé cet extrait ainsi dépouillé sur des animaux : il m'a paru être franchement narcotique, et avoir une action entièrement semblable à la morphine, mais plus faible.

Je l'ai aussi employé dans ma pratique avec avantage, particulièrement sur un jeune médecin grec de la plus haute espérance, et qui ne s'était pas très-bien trouvé de l'extrait aqueux ordinaire des pharmacies.

Cette nouvelle préparation d'opium me paraît donc bonne à être indiquée aux médecins.

~~~~~~

TABLE

DES ARTICLES.

———

IMPRIMERIE DE CELLOT ET HUBERT.

www.ingramcontent.com/pod-product-compliance
Lightning Source LLC
Chambersburg PA
CBHW030855220326
41521CB00038B/973